健康中国·保护祖国花朵系列（三）

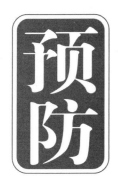 "大头娃娃"

YUFANG
DATOUWAWA

高红 周红艳 谭佳 著

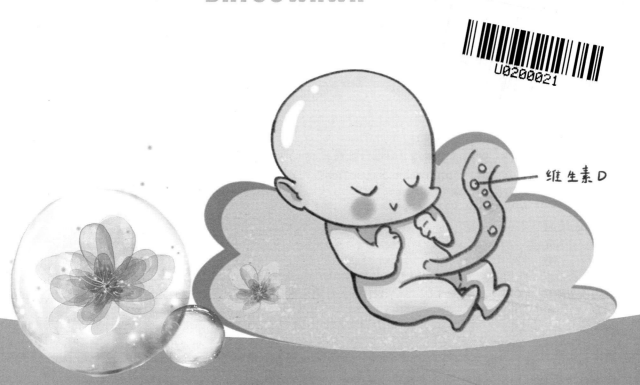

维生素D

四川科学技术出版社

图书在版编目（CIP）数据

预防"大头娃娃" / 高红, 周红艳, 谭佳著. -- 成都 : 四川科学技术出版社, 2020.12

（健康中国；3.保护祖国花朵系列）

ISBN 978-7-5727-0056-9

Ⅰ.①新… Ⅱ.①高… ②周… ③谭… Ⅲ.①新生儿疾病 – 维生素D缺乏病 – 预防（卫生） Ⅳ.①R722.17-49

中国版本图书馆CIP数据核字(2020)第269259号

- -

预防"大头娃娃"

健康中国·保护祖国花朵系列（三）

出 品 人　程佳月
著　　者　高　红　周红艳　谭　佳
责 任 编 辑　李迎军
封 面 设 计　苏莉盈　张　爽
责 任 出 版　欧晓春
出 版 发 行　四川科学技术出版社
　　　　　　地址　成都市槐树街2号　　邮政编码　610031
　　　　　　官方微博　http://weibo.com/sckjcbs
　　　　　　官方微信公众号　sckjcbs
　　　　　　传真　028-87734037
成 品 尺 寸　210mm×225mm
印　　张　5
字　　数　120千
印　　刷　四川省南方印务有限公司
版次/印次　2021年7月第1版　　2021年7月第1次印刷
定　　价　20.00元

ISBN　978-7-5727-0056-9
本社发行部邮购组地址　成都市槐树街2号
电话　028-87734035　邮政编码　610031

课 题 资 助

1.湖南省大学生创新创业训练计划项目：婴幼儿佝偻病科普图绘（湘教通〔2020〕191号，编号：2836）。

2.南华大学教学改革研究项目：儿科护理教学中提升学生非语言沟通能力教学模式的探讨（编号：2019YB-XJG42）。

学 校 资 助

本书获南华大学出版资助。

健康中国·保护祖国花朵系列（三）
预防"大头娃娃"

图片设计　梁嘉淇　张　爽　苏莉盈
　　　　　　　高　红　谭　佳
图片制作　苏莉盈　张　爽　梁嘉淇
审 稿 人　刘玉环　杨许艳
资料收集和整理(排名不分先后)
　　　　　　　龚莉雲　康玉彪　蔺赵西兰
　　　　　　　田淑贤　党艳姣　刘志楠
　　　　　　　刘　杭　何海婷　卢　军
　　　　　　　罗佑金　吴　婧　单胜男
　　　　　　　曹　丹　倪梦慧　罗子富

（作者单位：南华大学护理学院　南华大学附属第二医院　南华大学附属第一医院）

序 言

  儿童的健康成长是每一位父母最大的心愿，他们愿意奉献自己全部的爱，只为自己的宝贝平平安安、健健康康地成长。他们的爱与宝贝的健康成长之间有一个非常重要的桥梁——正确掌握育儿知识。相信大家都听说过"大头娃娃"的事件，这不是父母不爱他们的宝贝，而是他们缺乏正确的育儿知识。

  本书从我国当前"健康中国"的战略角度出发，关注儿童生长发育，关注儿童健康，主要介绍儿童佝偻病的相关知识，从婴幼儿喂养，佝偻病的概念、发病机理、病因、主要表现、辅助检查、治疗和预防八个方面来阐述。书中采用了文字、图片、案例相结合的方式，使抽象、难懂的医学专业知识变得生动形象、通俗易懂，更易被读者理解和接受。同时，把大众对佝偻病的一些误解和错误的处理方式进行了详细的解释和描述。家长可通过阅读本书对佝偻病有一个全面的、全新的认识，并主动采取措施做好预防工作，也可以识别一些早期症状做到尽早就医。

高红 周红艳 谭佳

2020 年 9 月

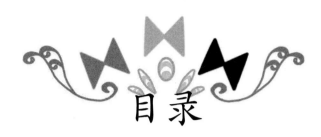

目录

2020 年，有媒体报道称，湖南郴州永兴县出现多名"大头娃娃"，患儿家长发现孩子出现湿疹、体重严重下降，还有不停拍打头部等异常情况。不仅如此，这些孩子头骨畸形，酷似"大头娃娃"。医生检查发现：这些孩子普遍存在维生素 D 缺乏、发育迟缓等症状，并依此诊断为佝偻病。同时也报道出，有母婴店将蛋白固体饮料冒充婴幼儿奶粉进行销售，欺骗消费者，导致多名婴幼儿患病。对此，国家市场监督管理总局责成湖南省市场监管部门对涉事商家进行彻查，依法从严从重处罚。

其实，根据医生的体检和诊断，我们也不难知道这是什么病，这就是医学上所说的"佝偻病"。如果家长掌握了相关知识，也可以早期发现佝偻病。佝偻病属于儿童营养障碍性疾病。那么，我们应该如何合理喂养婴幼儿？如何正确选择配方奶粉？如何及时进行辅食添加从而保证宝宝的生长发育呢？我们可以从以下内容中寻找答案。

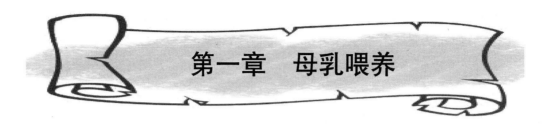

第一章　母乳喂养

【案例】

王女士刚生了一个女儿，看到孩子那么娇小可爱，倍加疼爱，想要给孩子买最好的奶粉。这时电视上正在播放一则新闻，由于选用奶粉不当，孩子变成了"大头娃娃"，患有佝偻病。王女士吓坏了，于是去医院母乳喂养专科门诊咨询，医生小丽接待了王女士，并且告诉她，母乳才是婴儿出生数月内天然的最好食物，可满足6个月以内婴儿全部液体、能量和营养素的需要，是全球范围内提倡的婴儿健康饮食。接着小丽给王女士做了一些指导。

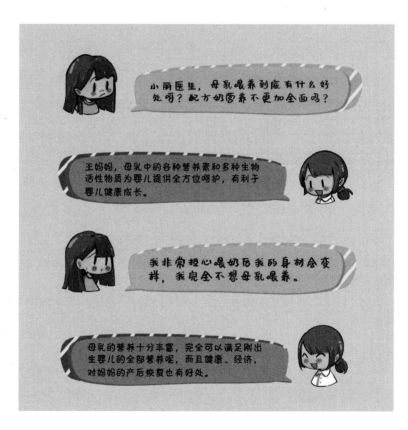

一、母乳喂养的优点

1.母乳中含有适合婴儿消化且比例适当的营养素，还具有多种免疫物质，可增强婴儿抗病能力，促进免疫系统的发育。

2.母乳新鲜无污染，可降低婴儿发生感染性疾病的风险，如呼吸道感染、婴儿腹泻、脑膜炎等，还可避免婴儿暴露于来自食物和餐具的污染。

3.母乳喂养对子代的过敏性疾病有保护作用。纯母乳喂养能有效地避免婴儿过早地接触异源性蛋白质，减少对异源性蛋白质的暴露水平。

4.母乳喂养对婴儿早期健康生长发育和成年期慢性病风险具有保护效应。母乳喂养可降低远期肥胖风险。

5.母乳喂养经济、方便、温度及泌乳速度适宜，还可增进母子感情，有利于婴儿智力和心理行为以及情感的发展。

6.母乳喂养可促进母亲产后体重恢复到孕前状态，可降低母亲2型糖尿病、乳腺癌和卵巢癌的发病风险。

听您这样讲，我改变了我的想法。那我怎么来喂养小孩呀？有什么要注意的吗？

我现在来教教您吧，很简单的。

二、妈妈该如何进行母乳喂养

1.生产前准备

其实绝大部分孕妇是具有哺乳能力的，这需要在产前做好身心两方面的准备。妊娠后期就开始做乳头保健，乳头内陷可用手拽拉乳头，每日数次。准妈妈们可在生产前学习相关知识，也可进孕妇学校学习，也可到母乳喂养门诊接受专业的指导，同时积极争取家庭其他成员的支持。

2.哺乳小技巧

（1）妈妈要尽早开始喂奶，按需哺乳。开奶时间愈早愈好，正常新生儿第一次哺乳应在产房开始，婴儿出生后第一口食物应是母乳。

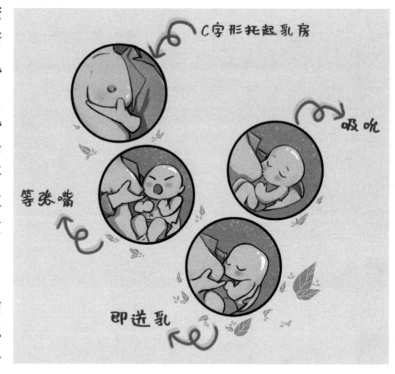

（2）促进乳房分泌乳汁。婴儿出生后要尽早勤吸吮乳头，每侧乳头每隔2～3小时就要吸吮一次，必要时可以通过吸奶器辅助，增加吸奶次数。两侧乳房应交替哺乳，充分排空乳房。

（3）每次哺乳时间不宜过长。每侧10分钟左右，原因在于每次哺乳时开始哺乳的3分钟内乳汁分泌极快，占乳汁总量的50%，4分钟时吸乳量可达全部乳量的80%～90%，以后乳汁逐渐减少。

（4）妈妈要保持心情愉悦。因为泌乳与多种激素有关，而这些激素受情绪影响很大。心情压抑可以使乳腺血流量减少，阻碍营养物质和有关激素进入乳房，从而使乳汁分泌减少。因此，产后妈妈要充分地休息，放松精神，愉悦心情，享受哺喂和亲子间互动，我们要从生产的辛苦中多多体会养育的幸福。

（5）妈妈要保证合理的营养，千万不要急着减肥。妈妈的膳食及营养状况直接影响泌乳，不仅影响泌乳的数量，还会影响乳汁的质量。

（6）妈妈一定要寻求社会及家庭的支持。妈妈能心情愉悦、营养充足地进行母乳喂养与社会及家庭的支持分不开。在孕期就需要充分认识母乳喂养的重要性，并得到周围亲朋、家人的鼓励和支持，这也是成功实施母乳喂养的必需环境。

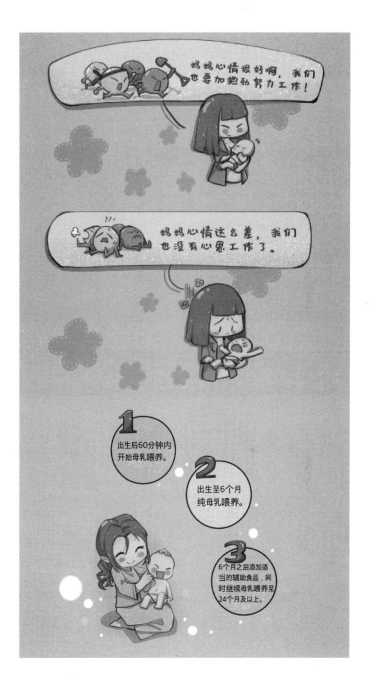

3. 哺乳的几种方式

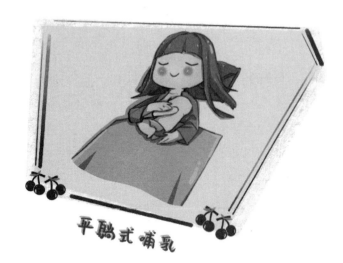

平躺式哺乳

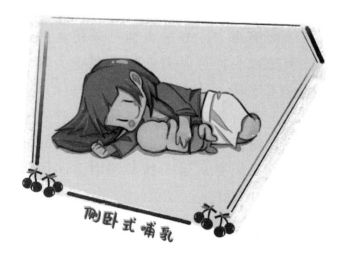

侧卧式哺乳

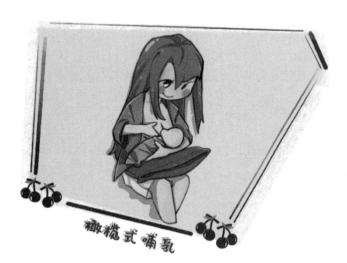

橄榄式哺乳

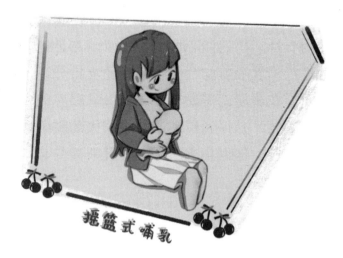

摇篮式哺乳

三、如何判断妈妈的奶量是否充足

1. 体重增长情况

正常情况下，如果奶量足够，宝宝每星期平均增加体重 0 ~ 170 克，3 个月时则为 600 克左右，大于 6 个月的婴儿平均每月体重增加 500 克。这些可以说明母乳充足，婴儿吃得饱。

2. 宝宝尿量多少

如果妈妈奶水充足，宝宝大小便的次数会较多，每天小便的次数会在 10 次以上。

3. 睡眠状况

如果妈妈的奶量充足，宝宝可以吃饱，会表现出很满足的表情，会非常安静、愉悦，甚至很快就会进入睡眠。

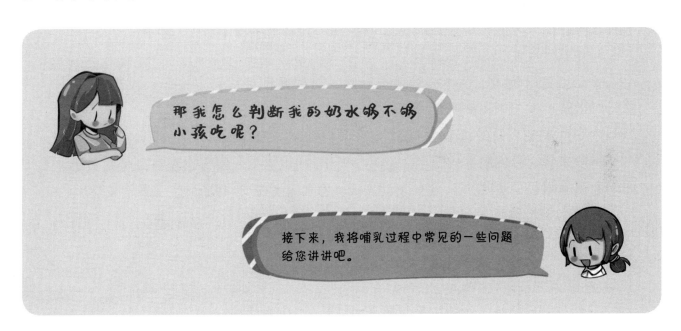

那我怎么判断我的奶水够不够小孩吃呢？

接下来，我将哺乳过程中常见的一些问题给您讲讲吧。

四、如何判断宝宝吃饱没有

1. 观察宝宝吃奶的时间

一般 20 分钟左右宝宝就可以吃饱了。如果每次喂哺的时间都在 30 分钟至 1 小时且断断续续，妈妈就要警惕是不是母乳不足了哦。

2. 观察宝宝的吸吮动作

一般喂宝宝喝奶时，妈妈很容易听到宝宝吞咽奶水的声音，如果宝宝吃完奶，还含着妈妈的乳头或者奶嘴，就说明宝宝可能还没有吃饱。但要是宝宝在吮吸奶水时，间隔很久才吸一下，说明他吃饱了，妈妈就别再喂了。

3. 观察宝宝吃奶后的状态

要是宝宝吃饱了的话，心情是很好的，看起来精神状态也很好，没准还会对着妈妈微笑，发出咿呀咿呀的声音。

4. 观察宝宝大便的状态

一般来说，母乳喂养的宝宝，一天小便 10 次以上，大便 3 次左右且呈金黄色。如果大便呈绿色，粪质少，含有大量黏液，有可能是奶量不足，宝宝没有吃饱。

5. 观察宝宝体重的变化

吃饱的宝宝会有理想的体重增长。

五、妈妈奶水不足怎么办

妈妈在哺乳期间出现奶水不足的情况是非常常见的，出现这种情况后，妈妈要多吃高蛋白、高热量的食物，比如猪蹄、鲫鱼汤、鸡蛋等，这些食物能够刺激泌乳，使母乳中的营养成分更加完善。在哺乳期间，妈妈也要多喝汤水，比如排骨汤、小米粥、白开水等。多让宝宝吸吮，把乳房吸空，可有效增加泌乳量。如果奶水还是比较少，可以去正规的大医院进行咨询，如有专门的母乳喂养咨询门诊。在哺乳期间，妈妈要避免熬夜和过度劳累。

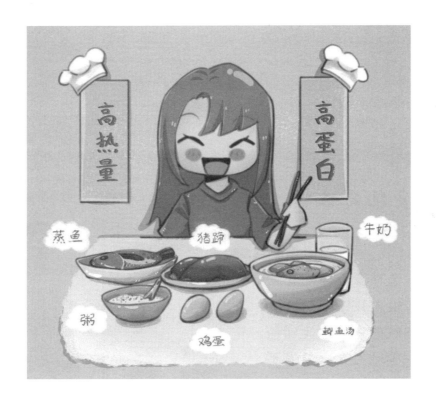

六、哪些妈妈不能进行母乳喂养

妈妈感染 HIV，患有癌症、严重心及肾疾病、活动性肺结核、精神疾病等，不建议进行母乳喂养。新生儿患半乳糖血症等遗传代谢性疾病也不能进行母乳喂养。需要注意的是，乙型肝炎非哺乳禁忌（婴儿应在出生后 24 小时内给予特异性高效价乙肝免疫球蛋白，继之接受乙肝疫苗免疫接种）。

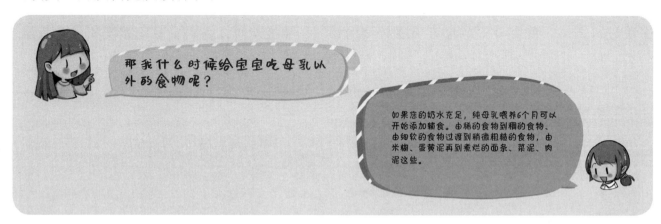

七、多元化食物的选择，您会吗

多元化食物的选择源于婴幼儿食物的转换。食物转换应该由稀的食物到稠的食物→由细软的食物过渡到稍微粗糙的食物→先少量摄入再慢慢添加→由一种到多种食物添加。

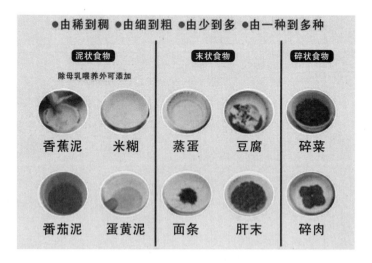

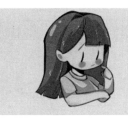

我还面临着休完产假后的上班，上班的地方比较远，我什么时候断奶合适呢？

八、什么时候能够断奶

世界卫生组织建议婴幼儿母乳喂养应至 2 岁或更长时间。

婴儿 6 个月开始引入半固体食物，逐渐减少哺乳次数，慢慢增加辅食的总量，这将为后期的断奶做准备。

建议在婴儿身体健康的时候进行断奶，最好是春暖秋凉季节。

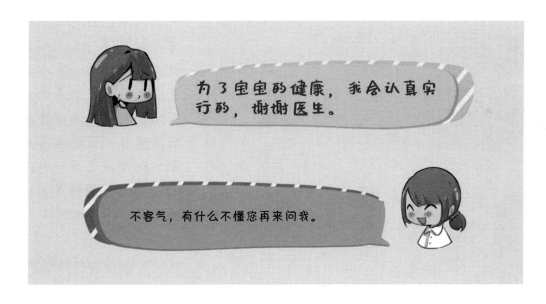

为了宝宝的健康，我会认真实行的，谢谢医生。

不客气，有什么不懂您再来问我。

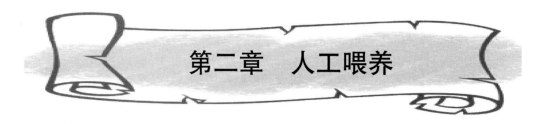

第二章　人工喂养

在了解了母乳喂养的相关知识后，王女士给宝宝纯母乳喂养 2 个月以后，再次来到母乳喂养咨询门诊询问小丽医生关于人工喂养的相关事宜。

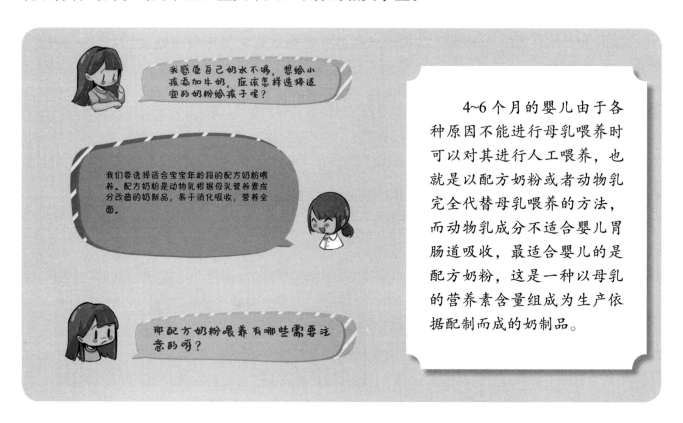

我感觉自己奶水不够，想给小孩添加牛奶，应该怎样选择适宜的奶粉给孩子呢？

我们要选择适合宝宝年龄段的配方奶粉喂养。配方奶粉是动物乳根据母乳营养素成分改造的奶制品，易于消化吸收，营养全面。

那配方奶粉喂养有哪些需要注意的呀？

4~6 个月的婴儿由于各种原因不能进行母乳喂养时可以对其进行人工喂养，也就是以配方奶粉或者动物乳完全代替母乳喂养的方法，而动物乳成分不适合婴儿胃肠道吸收，最适合婴儿的是配方奶粉，这是一种以母乳的营养素含量组成为生产依据配制而成的奶制品。

一、奶粉的选择

一般为正常健康的小孩购买奶粉，只要选择正规品牌、正规厂家，并通过正规渠道购买就可以了，还有，一定要看奶粉说明书，在奶粉的整个外包装上不能有"固体饮料""蛋白固体饮料"的标记。

此外，妈妈可根据小孩的月龄来选择适合宝宝的奶粉。但是，有些宝宝因为身体原因需要选择特殊种类的配方奶粉。主要有以下几个种类：

1. 早产儿配方奶粉

它是为适应早产儿胃肠消化吸收能力不成熟，需要更多热量及特殊营养素所调配而成的奶粉。这种奶粉比足月儿配方奶粉含有更多的蛋白质和矿物质，包含乳糖和其他糖类，混合一部分中链甘油三酯的脂肪，维生素含量充足。它可提供较多的蛋白质，**使早产儿的体重增长速率和整个身体的生长发育更接近于正常出生的婴儿。**

2. 大豆配方奶粉

其因不含乳糖，**适用于乳糖不耐受、牛奶蛋白不耐受、有半乳糖血症的婴儿及父母是素食主义者且希望婴儿素食的情况。**因急性胃肠炎而导致的乳糖不耐受情况下仅适用于腹泻后短期喂养。对牛奶蛋白高度过敏的婴儿可适当食用大豆配方奶粉。

3. 水解蛋白配方奶粉

其包括部分水解蛋白配方奶粉和深度水解蛋白配方奶粉。其中深度水解蛋白配方奶粉适用于对牛奶蛋白和大豆蛋白过敏的婴儿，也可用于婴儿期预防过敏性疾病，但效果不恒定。这类配方奶粉无乳糖，因此常用于**胃肠道或肝胆疾病所致的明显消化不良的婴儿。**

4. 免疫配方奶粉

是由生物科技研制的含有活性生理因子、特殊抗体及奶类营养成分的奶粉。

5. 其他奶粉

强化铁奶粉、强化维生素 D 奶粉、遗传代谢性疾病患儿配方奶粉（如苯丙酮尿症奶粉）等。

二、奶嘴的选择

妈妈要选用适宜的奶嘴，奶嘴的软硬度与奶嘴孔的大小应适宜，奶嘴孔的大小以奶瓶倒置时液体呈滴状连续滴出为宜。在给宝宝喂奶的时候，要多观察，如果宝宝吸奶很费劲，那么就说明孔径太小了，而如果奶瓶的奶水呈线状流出，那么就说明孔径太大了，应该要换个新的奶嘴。

1. 圆孔形

即使宝宝没有吸吮，洞口也会一点点地流出奶水。适合吸吮能力较差的宝宝使用。

2. Y 字形

Y 字形洞口的奶水流出量比十字形和圆孔形少，适合吃圆孔形奶嘴仍会呛到的宝宝使用。

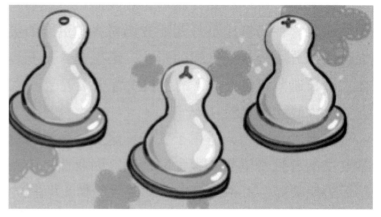

3. 十字形

可以根据宝宝吸吮的力道来控制奶水的流出量。适合吸吮能力佳的宝宝或大宝宝使用。

三、奶瓶的选择

妈妈最好选择正规厂商生产的、口碑较好的奶瓶，然后看奶瓶的外观，无论是玻璃奶瓶还是塑料奶瓶，优质奶瓶的透明度都很好，可以看清瓶内的奶汁，瓶上的刻度也十分清晰准确。还可以根据自己的喜好选择宽口径设计的奶瓶，使用这种奶瓶调乳时奶粉不容易洒出来，清洗起来比较方便，使用更便利。

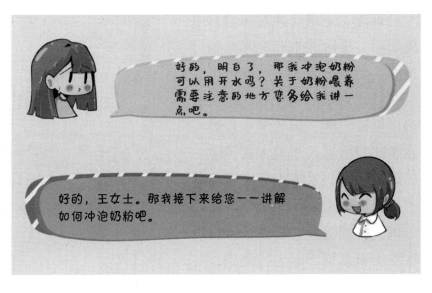

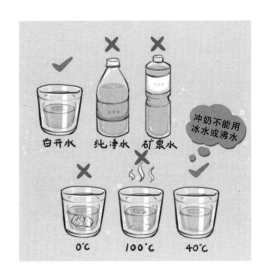

四、冲泡奶粉水质的选择

冲泡奶粉要选择温度适宜的白开水，宝宝身体各项机能还没有发育好，矿泉水矿物质太多，会给内脏增加负担；纯净水也不建议使用，所以最好选用白开水，水质软，易于宝宝吸收。

五、水温的选择

首先，一定要调好水温再放奶粉。平时热水和凉水都要备着，如果宝宝哭的时候可以直接兑出合适的温度哦。还要测试奶液温度，因为宝宝口腔黏膜比较敏感，水温太高了破坏奶粉营养，水温太低了不易于奶粉允分溶解。妈妈喂哺前可以先将奶液滴在自己的手腕掌侧测试温度，若无过热感，则表明温度适宜。

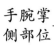
手腕掌侧部位

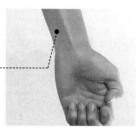
测奶液温度

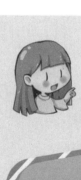
好的，那听您的意见吧。您看一下手腕掌侧是这里吗？

可以，就滴在这个部位感觉温度合适就可以。对了，您在喂哺时奶瓶要呈斜位，使奶嘴及奶瓶的前半部充满奶液，这样可以防止宝宝在吸奶的同时吸入太多空气。吸入太多空气一是宝宝没有吃饱，二是容易引起小孩吐奶。

好的。还有什么需要注意的吗？

一是小孩的配方奶最好做到现配现用，不建议把没喝完的配方奶放冰箱冷藏，因为这样容易滋生细菌，放置时间太长的话喝下去对宝宝不好哦。二是要注意加强奶具卫生，每次配乳所用奶具都要请洗干净，并消毒。

那如果孩子不小心吸入太多空气怎么办呀？

您喂哺完毕可以抱起宝宝，或者把宝宝放在膝盖上或者大腿上轻拍宝宝后背（注意保护好宝宝颈椎，拍背时间不宜过长），促使其将吞咽的空气排出，防止宝宝吐奶。

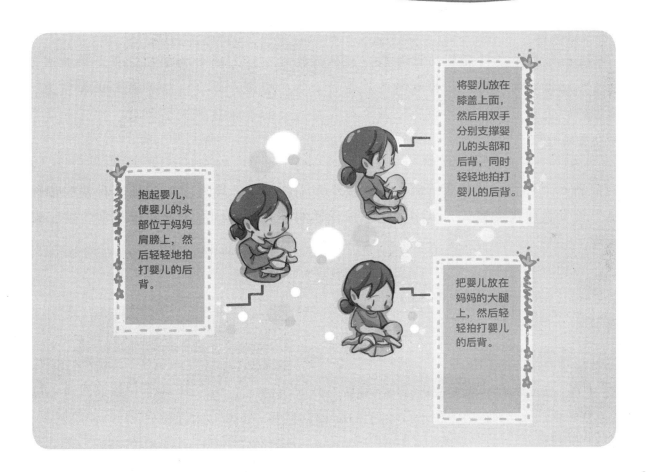

抱起婴儿，使婴儿的头部位于妈妈肩膀上，然后轻轻地拍打婴儿的后背。

将婴儿放在膝盖上面，然后用双手分别支撑婴儿的头部和后背，同时轻轻地拍打婴儿的后背。

把婴儿放在妈妈的大腿上，然后轻轻拍打婴儿的后背。

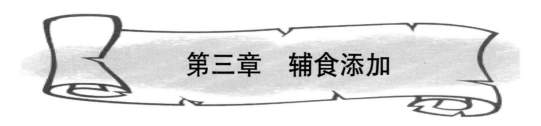

第三章　辅食添加

在了解了人工喂养的相关知识后，王女士给宝宝混合喂养 3 个多月以后，再次来到母乳喂养咨询门诊询问小丽关于辅食添加的相关事宜。

> 这个时期是婴儿食物的过渡期，又称换乳期。婴儿的食物转换过程是培养婴儿对其他食物的兴趣，让其逐渐适应各种食物的味道，并可以培养自行进食能力及良好的饮食习惯，最终顺利地由单纯乳类为主的食物过渡到多样化、以固体食物为主的过程。

宝宝满 6 个月后，胎儿期所储备的铁差不多消耗完了，需要及时添加富含铁的食物，以满足生长发育所需的营养。其中，除了强化铁的婴儿米粉，肉类食物也是富含铁元素的关键食物。

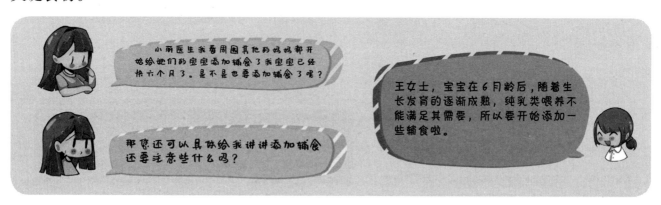

一、辅食添加原则

1. 添加的辅食必须与宝宝的月龄相适应

如果过早添加辅食，宝宝会因消化功能尚未成熟而出现呕吐、腹泻等消化功能紊乱的症状；过晚添加会造成宝宝营养不良，甚至会因此拒吃非乳类的食品。在为宝宝添加辅食时不能一开始就添加固体食物，也不能在宝宝长牙齿之后还一直持续喂流质或泥状食物。

2. 食物的种类从一种到多种

妈妈应该按照宝宝的营养需求和消化能力逐渐增加食物的种类，以保证食物的多样化。妈妈开始只能给宝宝吃一种与月龄相宜的辅食，一般尝试3~4天，如果宝宝的消化情况良好，排便正常，再尝试另一种，千万不能在短时间内一下增加好几种。

3. 食物的性状从稀到稠

在开始为宝宝添加辅食时，妈妈要考虑到宝宝的咀嚼能力，坚持由稀到稠的原则，只能先给宝宝喂流质的食物，逐渐再添加半流质食物，最后发展到固体食物。例如：米糊→粥→软饭。

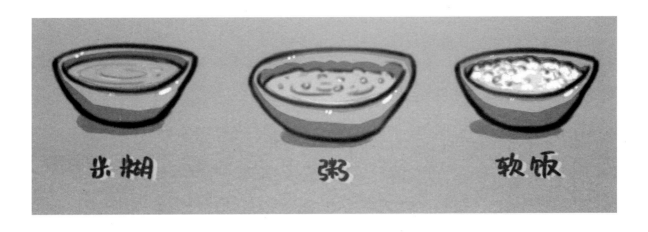

米糊　　　　　　　粥　　　　　　　软饭

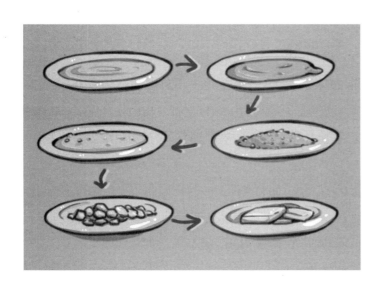

4. 食物的形状从细小到粗大

宝宝刚开始吃的食物颗粒要细小，口感要嫩滑，锻炼宝宝的吞咽功能，为以后过渡到固体食物打下基础。在宝宝长牙的过程中，妈妈可把食物的颗粒逐渐做得粗大，这样有利于促进宝宝牙齿的生长，并锻炼他们的咀嚼能力。这个顺序一般是汤汁→泥状→糜状→碎末→颗粒→块状。

5. 食物的数量从少到多

主要是要控制宝宝的食量。在宝宝开始添加辅食的最初 1~2 周加辅食的添加只是尝一尝、试一试。比如，添加米粉，最初只给 1~2 勺，逐渐增加到数勺，直至 1 餐。给宝宝添加蛋黄，从 1/4 个煮熟的蛋黄开始，稀释后用小勺喂食，第一周用半个，第二周逐渐增加到 1 个。

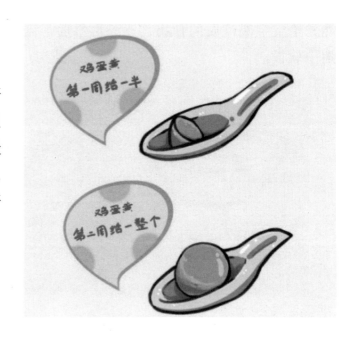

二、辅食添加注意事项

1.给宝宝添加辅食一定要有足够的耐心

妈妈不一定要把宝宝喂得很饱，刚开始只是几汤匙的量，再慢慢地增加。在开始吃辅食时，宝宝可能是不乐意的，有时候不配合，有时候拒绝，我们需要一点一点耐心地喂他。

2.训练宝宝的进食能力

在给宝宝吃米粉的时候，有些家长喜欢把米粉直接加入奶瓶中让宝宝吸食，这么做并不可取。最好的喂养方式是将食物装在碗中或杯内，用汤匙一口一口地慢慢喂，训练宝宝咀嚼、吞咽及口腔协调动作的发育。后期，可训练宝宝自己抓取食物的能力。

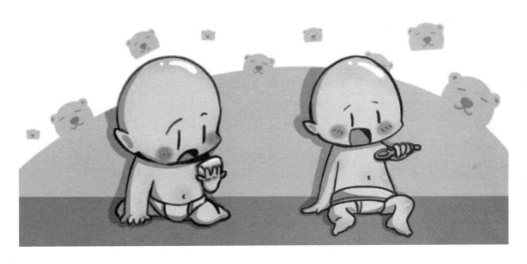

3.观察有无异常

每次喂养一种新食物后，必须注意宝宝的粪便及皮肤有无异常，例如：腹泻、呕吐、皮肤出疹子或潮红等反应。若喂食3~4天，没有发生上述的不良反应，就可以让宝宝再尝试其他新的食物。

4. 不要责骂催促

宝宝们的性格不一，有些个性较温和，吃东西速度慢，父母千万不要责骂催促，只要想办法让宝宝的注意力集中在"吃"这件事上就可以了。

5. 锻炼宝宝的自理能力

吃东西的整个过程对宝宝来讲就是个游戏，不妨让他和他的食物一起玩。不要怕宝宝吃东西的时候弄脏衣服和地板，可以事先准备好一个大围兜，在地上铺上报纸，让孩子吃得尽兴。同时，这也会锻炼宝宝的自理能力。

6. 注意安全

在宝宝整个进食过程中，父母要始终陪伴左右，以免食物卡到喉咙，发生意外。

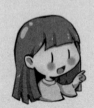

小丽医生，您看了最近"大头娃娃"的事件吗？我查了查这些大头娃娃得的是佝偻病。我有些不放心，您帮我看看，我家宝宝有没有得佝偻病？我想能更多地了解这个疾病，就是在家我也能及早地识别出来。

不用担心。目前来看您的宝宝一切正常。佝偻病属于儿童营养障碍性疾病。接下来，让我们一起来学习这个疾病的知识吧！

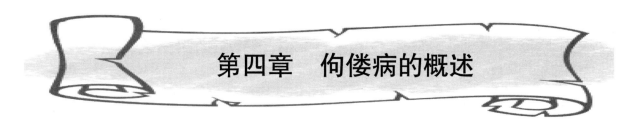

第四章　佝偻病的概述

一、佝偻病的概念

佝偻病即营养性维生素 D 缺乏性佝偻病，是由于儿童体内维生素 D 不足，引起钙、磷代谢紊乱，产生的一种以骨骼病变为特征的全身、慢性、营养性疾病。佝偻病的典型表现是生长着的长骨干骺端生长板和骨基质矿化不全。这一疾病的高危人群是 2 岁以内的婴幼儿。

近年来，重度佝偻病的发病率逐年降低，但是由于地理位置、气候等因素，佝偻病患病率北方高于南方，轻、中度佝偻病发病率仍较高。该病可以在体检时被发现，也可能通过首发表现低钙惊厥、生长迟缓、萎靡、易激惹或者婴儿期易于发生呼吸道感染等被发现。

佝偻病严重者不仅会导致运动功能的发育迟缓，如坐、立、走等，或已经会的动作因患此病而使活动能力减退，还会导致神经、精神发育迟缓，如表情淡漠、语言发育落后等。因此，佝偻病对儿童身心健康的影响极大。佝偻病与贫血、肺炎、腹泻已被列为儿童四大防治疾病。

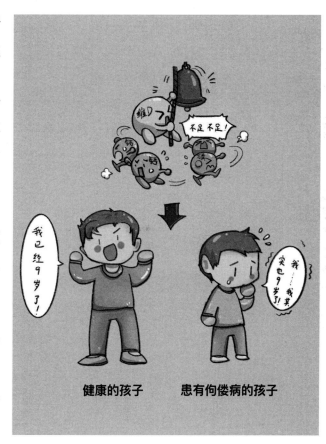

健康的孩子　　　　患有佝偻病的孩子

二、维生素D的来源

1. 妈妈会转运维生素D给胎儿

当宝宝在妈妈肚子里的时候，可通过胎盘从母体获得维生素D。这些维生素D不仅供胎儿的生长发育，还会以 $25-(OH)D_3$ 的形式贮存在宝宝体内，可满足出生后一段时间（大约2周）的生长需要。因此，早期新生儿体内维生素D的水平与妈妈怀孕期间维生素D的营养状况、与宝宝的胎龄有关。

2. 皮肤的光照合成

人和动物皮肤中的7-脱氢胆固醇经日光中紫外线照射后可转化为胆骨化醇，即内源性维生素 D_3。皮肤的光照合成是儿童维生素D的主要来源。

3. 食物中的维生素D

天然食物及母乳中维生素D的含量很少。但婴幼儿可从配方奶粉、米粉等维生素D强化食品中获得充足的维生素D。从食物和药物中摄入的维生素D是儿童维生素D的次要来源。植物中的麦角固醇经紫外线照射转变为麦角骨化醇，即维生素 D_2。

三、维生素 D 的生理功能

1.维生素 D 会促进宝宝小肠黏膜细胞合成钙结合蛋白，这种蛋白能增加钙、磷的吸收，从而促使宝宝骨骼中钙的沉积。

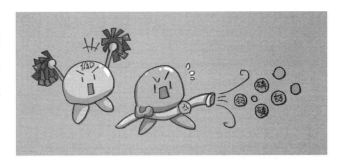

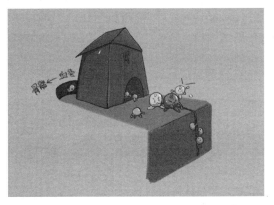

2.维生素 D 会增加宝宝肾脏对钙、磷的重吸收，特别是磷的重吸收，提高血液中钙、磷的浓度，有利于骨骼的生长。

3.维生素 D 会促进宝宝的成骨细胞增殖和破骨细胞分化，直接影响钙、磷在骨的沉积和重吸收。

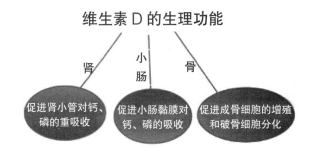

维生素 D 的生理功能

肾 小肠 骨

促进肾小管对钙、磷的重吸收

促进小肠黏膜对钙、磷的吸收

促进成骨细胞的增殖和破骨细胞分化

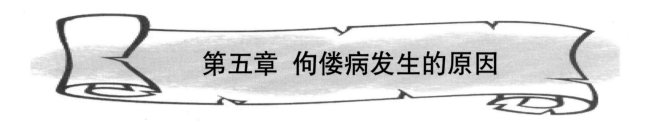

第五章 佝偻病发生的原因

一、围生期维生素 D 不足

围生期是指怀孕 28 周至生后一周。围生期维生素 D 不足常见的原因：一是妈妈怀孕期间维生素 D 不足，这种现象常见于妈妈有严重的营养不良或慢性腹泻或肝肾疾病；二是早产、多胎引起的宝宝体内维生素 D 储存不足。

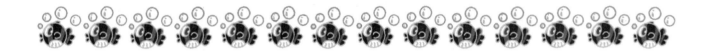

二、日光照射不足

有些宝宝因缺乏户外活动，缺乏日光中紫外线的照射，致使内源性维生素 D 合成不足。此外，城市高大建筑、烟雾、尘埃、气候等因素都会减少宝宝接收日光照射从而影响内源性维生素 D 的合成。

三、宝宝生长速度快，维生素 D 需要量增加

宝宝骨骼生长的速度与维生素 D 和钙的需要量是成正比的。如低体重、早产、多胎、疾病等因素，患儿疾病康复后，生长发育速度相对更快，维生素 D 需要量增多，如果体内贮存的维生素 D 不足，容易发生佝偻病。

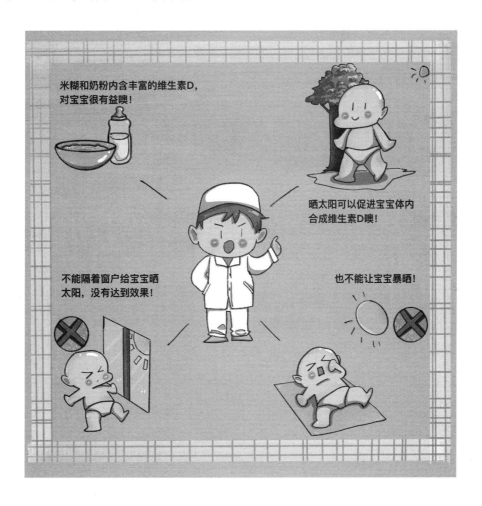

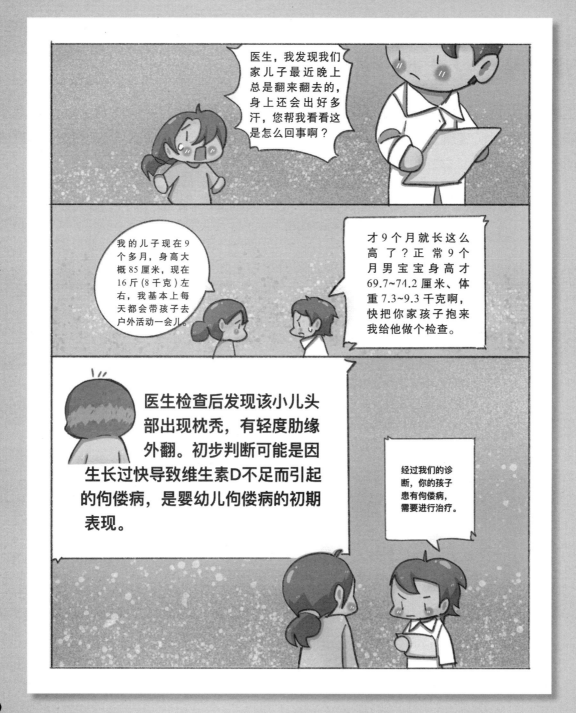

四、宝宝维生素D摄入不足

因天然食物及母乳中维生素D含量较少，若没有充足的户外活动，并且没有及时补充维生素D，佝偻病的罹患风险会增加。

【案例】

8个月大的宝宝最近几个月老是出好多汗，也变得爱哭闹，这可急坏了第一次生宝宝的年轻妈妈。

这不看不知道，一看竟出了大问题，医生询问后得知这孩子生后为混合喂养，4个月开始添加米糊，没有添加其他辅食，孩子抵抗力低，平时很少出门，经常腹泻，都8个月了还不能独自坐着，还要人扶。孩子出现枕秃、方颅，出现了明显的手镯、脚镯征。

原来孩子患了佝偻病，临床上也称为营养性维生素D缺乏性佝偻病。

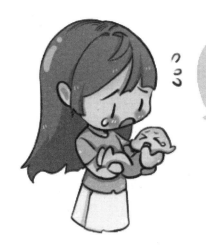

这孩子怎么了啊，最近怎么这么爱哭闹，可把人急坏了，明天去医院看看。

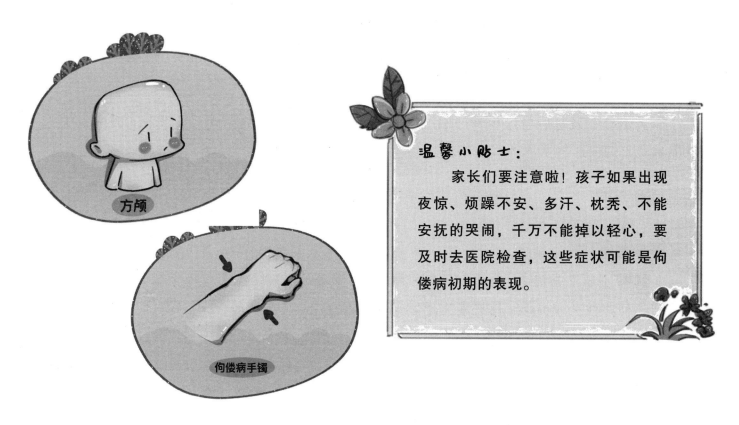

方颅

佝偻病手镯

温馨小贴士：

家长们要注意啦！孩子如果出现夜惊、烦躁不安、多汗、枕秃、不能安抚的哭闹，千万不能掉以轻心，要及时去医院检查，这些症状可能是佝偻病初期的表现。

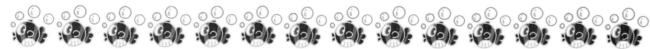

五、疾病和药物影响

宝宝胃肠道或肝胆疾病也会影响维生素 D 的吸收，如婴儿肝炎综合征、慢性腹泻等。此外，长期服用抗惊厥类药物如苯妥英钠、苯巴比妥等，可使维生素 D 加速分解，致使宝宝体内维生素 D 不足。长期使用肾上腺糖皮质激素可引起宝宝体内维生素 D 水平严重下降。

以上便是引起婴幼儿佝偻病的常见原因，只要针对以上常见原因，多关注孩子的饮食、活动等，婴幼儿佝偻病还是很好预防的。

预防小措施：

1. 家长们应多陪小孩进行户外活动，掌握合理搭配膳食的方法。

2. 6个月以内的宝宝不建议直接接受阳光照射来获取维生素D，以免损伤宝宝娇嫩的皮肤。

3. 新生儿生后第2周开始每天给予维生素D400~800 IU；早产儿、低出生体重儿、多胎儿出生后应每天补充维生素D800~1 000 IU，连用3个月后改为每天400~800 IU。不同地区、不同季节可适当调整剂量，做到"因时、因地、因人而异"。

4. 处于生长发育高峰的婴幼儿更要加强户外活动，多接受日光照射，并及时添加富含维生素D的辅食，适当给予预防剂量的维生素D和钙剂。

家长们注意啦！

第六章 佝偻病的主要表现

　　佝偻病最常见于 3 个月到 2 岁的婴幼儿。主要表现为生长最快部位的骨骼发生改变、肌肉变松弛及宝宝的神经兴奋性改变。宝宝年龄不同，佝偻病的主要表现也有较大差异。佝偻病宝宝骨骼改变常发生在维生素 D 缺乏数月后，孕期妈妈有维生素 D 缺乏病史的，其婴幼儿佝偻病出现得更早。佝偻病严重者还可能会引起消化和心肺功能的障碍，甚至导致免疫力低下。佝偻病可以分为四个时期：早期、活动期、恢复期和后遗症期。

一、早期

　　宝宝常常表现为容易激动、发脾气、睡不好、晚上哭闹、出汗多，而且这种出汗与天气的冷热和室温的高低没有关系。因为头部出汗多，汗液会刺激头部皮肤发痒，宝宝就会经常摇头摩擦枕头，导致摩擦部位头发脱落，我们称这个现象为"枕秃"，多见于 6 个月以内的宝宝。以上的表现并不全是佝偻病特有的，加之这个时期常常不会出现骨骼的改变，家长们很难发现。此期一般会有血液生化指标的改变。

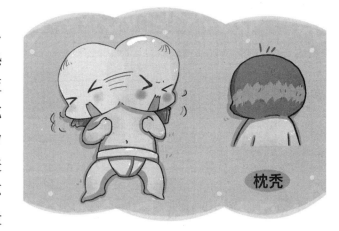

枕秃

二、活动期

最常见于3个月到2岁的宝宝，这个时期主要表现是骨骼的改变和运动功能的发育迟缓。

1.骨骼改变

（1）头部：6个月内患佝偻病的宝宝可出现颅骨软化。简单的检查方法为，妈妈可用手固定宝宝的头部，手指尖略用力按压宝宝的后脑勺，可有一种按压乒乓球的感觉，所以，我们称这种头为"乒乓头"。

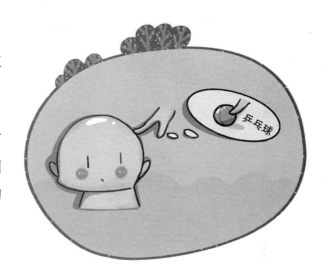

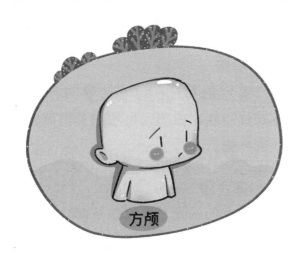

方颅

7~8个月患佝偻病的宝宝，从上向下看他的头部会变成"方盒样"头形，并且呈对称性隆起，我们又称这种头颅为"方颅"，这是头部骨样组织增生的结果。情况严重者还会出现"马鞍状"或者"十字状"头形。

大部分正常宝宝的前囟一般是在2岁左右闭合，但是佝偻病患儿的前囟闭合时间会明显延长，出牙也会延迟，易患龋齿。

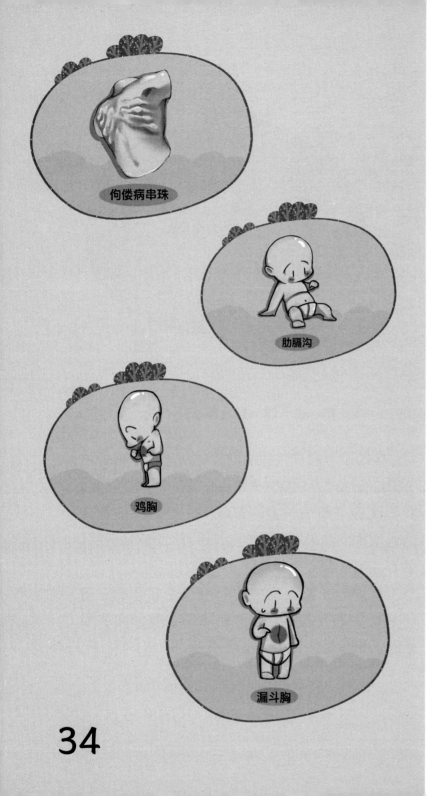

（2）胸部：1岁左右患佝偻病的宝宝会出现胸廓的畸形，这些畸形会影响宝宝的呼吸功能，易发生呼吸道感染，甚至是肺不张。常见的畸形有以下几种：

佝偻病串珠

宝宝的肋骨与肋软骨交界处，因骨样组织堆积而膨大呈圆形隆起，上下排列类似手串珠状，称为佝偻病串珠。

肋膈沟

宝宝膈肌附着部位的肋骨因长期受膈肌牵拉而内陷，形成一条沿肋骨走向的横沟，称为肋膈沟或郝氏沟。

鸡胸

宝宝的第7、8、9肋骨与胸骨相连处骨骼软化内陷，可致胸骨柄前突，形成鸡胸。

漏斗胸

宝宝的胸骨、肋软骨及部分肋骨向内侧凹陷畸形，形成漏斗胸。

（3）四肢：6个月以上患佝偻病的宝宝会出现佝偻病手镯、足镯，可在手腕、脚踝的地方看到有肥厚的环状隆起。

1岁左右患佝偻病的宝宝在站立或行走时，由于骨质软化和肌肉关节松弛，下肢负重，会出现严重的腿部畸形，如"O形腿""X形腿"。

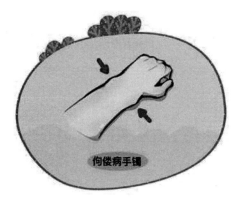

佝偻病手镯

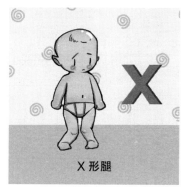

X形腿

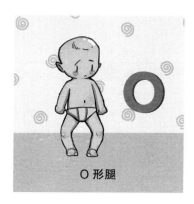

O形腿

（4）脊柱：宝宝在站立或行走后，因韧带松弛，会出现脊柱后凸或侧凸畸形。

（5）骨盆：骨盆变化往往发生在病情严重的情况时，宝宝会出现骨盆的畸形，骨盆呈扁平状。如果是女孩，成年后分娩时可能会出现难产。

2.运动功能发育迟缓

患佝偻病的宝宝会出现全身肌肉松弛、肌张力降低和肌力减弱。宝宝抬头、坐、立、行等运动功能发育落后，腹部像青蛙的肚子一样，又称为"蛙腹"。

3.神经、精神系统发育迟缓

神经、精神系统发育迟缓一般发生在重症佝偻病的宝宝，可表现为面部表情冷漠、语言发育落后、免疫力低下等。

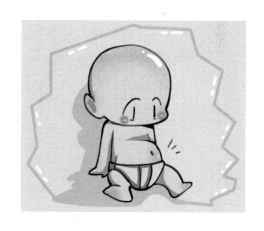

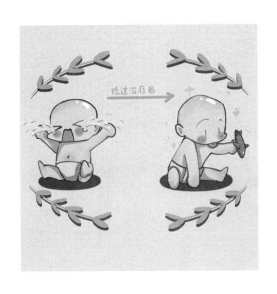

三、恢复期

患佝偻病的宝宝在经过治疗和日光照射后，爸爸妈妈们会发现宝宝佝偻病的一些表现会逐渐减轻或消失，宝宝逐渐变活泼，肌张力逐渐恢复正常。

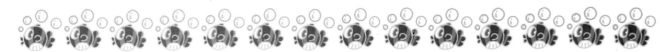

四、后遗症期

宝宝在活动期的一些表现消失，重症佝偻病的宝宝会留下不同程度的骨骼畸形或运动功能障碍。多见于2岁以后的宝宝。

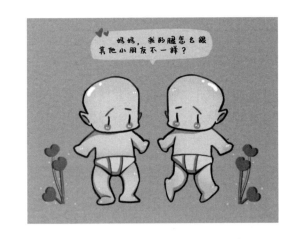

第七章　诊断佝偻病的相关辅助检查

　　每个宝宝都是家庭的纽带，宝宝的健康决定了一个家庭的幸福程度。关注宝宝的成长，关注宝宝的健康，尤其要关注宝宝易患的疾病，例如佝偻病。宝爸宝妈们要提早预防，密切关注宝宝的情况，如有异常表现，需要到医院，医生借助各项检查，作出正确判定，才能及时有效地进行治疗。

一、X线检查

　　（1）佝偻病早期：在佝偻病发病的早期，宝宝常不会有骨骼的改变，X线检查可正常或有轻度异常（临时钙化带稍模糊）。

　　（2）佝偻病活动期：检查宝宝的上肢或下肢可发现临时钙化带消失，干骺端呈毛刷样、杯口状改变。

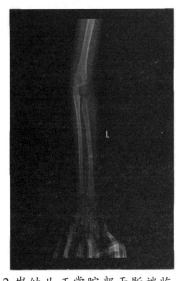 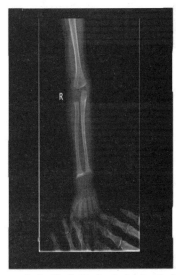

2岁幼儿正常腕部干骺端临时钙化线清楚　　2岁佝偻病幼儿腕部干骺端临时钙化线模糊

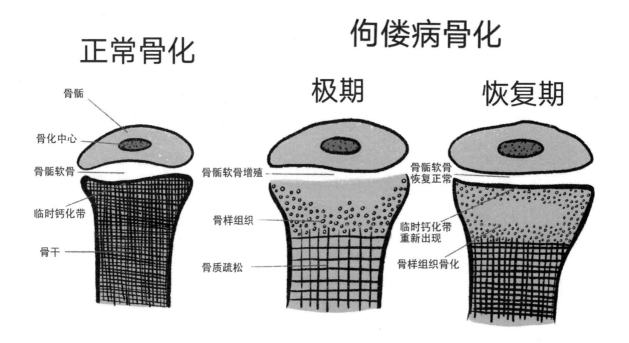

正常骨化　　　佝偻病骨化

极期　　　　恢复期

骨骺

骨化中心

骨骺软骨

临时钙化带

骨干

骨骺软骨增殖

骨样组织

骨质疏松

骨骺软骨恢复正常

临时钙化带重新出现

骨样组织骨化

从上面这张图，我们可以发现，正常骨骼与患病时骨骼的不同。患病时，宝宝的骨骼出现不规则的钙化线。治疗恢复期内，钙化带致密增厚，骨骺软骨盘逐渐恢复正常。

二、血生化检查

需要抽宝宝的血液做以下检查，可有助于诊断佝偻病。宝宝患佝偻病时，可出现以下几种情况：①血清 25-(OH)D$_3$ 显著下降；②甲状旁腺激素显著升高；③血钙稍低；④血磷显著降低；⑤碱性磷酸酶显著升高。

第八章　佝偻病的治疗

一、治疗原则

关键在早，重点在小，综合治疗。

根据病情需要补充钙和维生素 D。所以，当发现宝宝出现早期症状时，作为家长就一定要重视起来，找医生确诊，尽早给予综合治疗。治疗的目的在于控制佝偻病的活动期，防止骨骼畸形。

二、一般治疗

及时检查后，要给宝宝安排合理饮食，坚持经常晒太阳，增加户外活动的时间。

三、药物治疗

佝偻病的治疗以增加维生素 D 的摄入量、提高血清维生素 D 的水平、控制活动期病情、防止骨骼畸形为主。

口服维生素 D

此方法为主要的治疗方法。在活动期，每天可口服维生素 D2 000~4 000 IU，连服 1 个月后改为每天 400~800 IU；治疗期间适当补充适量的钙，以促进骨骼的发育。

了解了治疗方法后，我们继续看看有哪些常用的维生素 D 的制剂。

（1）维生素 AD 滴剂：维生素 A 能促进骨骼和牙齿的生长发育，与维生素 D 联用有协同防治佝偻病的作用。

（2）维生素 D 胶囊型：可作为佝偻病的预防用药。

温馨小贴士：

1. 所有药品均要遵循医嘱服用，不可以擅自用药哦！

2. 维生素 D 服用过量会导致维生素 D 中毒，在用药期间一定要遵循医嘱服用药量，当孩子出现厌食、恶心、倦怠、烦躁不安、低热、呕吐、顽固性便秘、体重下降等早期中毒症状时，家长不可掉以轻心，要及时就医。

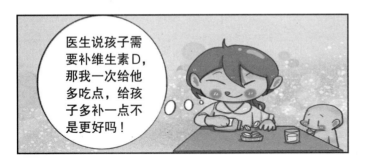

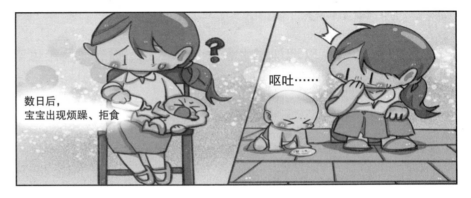

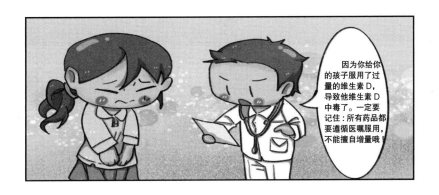

因为你给你的孩子服用了过量的维生素 D，导致他维生素 D 中毒了。一定要记住：所有药品都要遵循医嘱服用，不能擅自增量哦！

四、手术治疗

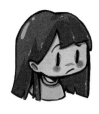

小丽医生我家孩子都18岁了，O形腿还是很严重啊，还能治好吗？

我们可以采取手术矫正畸形的治疗方案。

　　宝宝如果有严重的骨骼畸形，可通过外科手术来矫正畸形。该畸形矫正的方法，主要包括手术、仪器、夹板、绑腿、锻炼和矫正鞋垫的使用等。手术适应于有骨性畸形的患者，通过手术截骨，加内固定矫形，可以改善肢体的力线以及外形。

第九章 佝偻病的日常护理

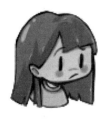

除了按照医生的处方用药外，我还能做些什么呢？

一、户外活动

爸爸妈妈每天要保证宝宝足够的户外活动时间，一般出生后 2~3 周就可以带宝宝每天参加户外活动，时间从 10 分钟逐渐增加到 1~2 小时。夏天宝宝穿背心即可，每天外出活动 3~4 次，每次 20~30 分钟。

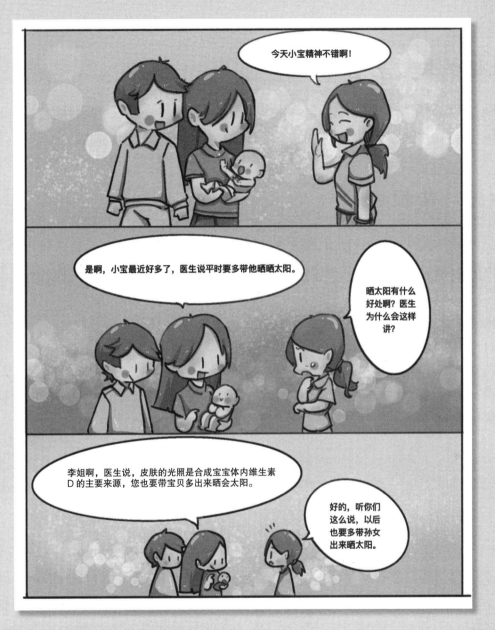

冬季也要保证每日 1~2 小时的户外活动时间，冬季室内活动时最好要开窗，尽量让紫外线能够照射进房间里。夏季气温较高时，可在上午或傍晚时活动。

二、合理饮食

在药物治疗的同时，爸爸妈妈需要给孩子加强营养，保证足够奶量，及时添加辅食，给予富含维生素 D、钙、磷和蛋白质的食物，如鱼类、豆类及其制品、牛奶、蛋等。

三、加强体格锻炼

对已有骨骼畸形的宝宝，可采用主动和被动的方法矫正。如果宝宝有胸廓畸形，可做俯卧位抬头展胸运动。如果宝宝有下肢畸形，可施行肌肉按摩，"O形腿"按摩外侧肌，"X形腿"按摩内侧肌。

小贴士：婴儿按摩操的操作方法。

操作对象：1~3月大的小宝宝。

第一节：孩子仰卧，双臂放于体侧，妈妈用手指从肩到手按摩孩子胳膊 4~6 次。

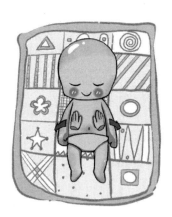 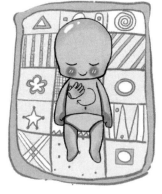

第二节：孩子仰卧，双臂放于体侧，妈妈用手掌心顺时针方向按摩孩子腹部 6~8。次，然后再用双手掌面从孩子腹部中心向两肋腰间方向按摩 6~8 次。

第三节：孩子仰卧，妈妈用一只手轻轻握住孩子的脚，用另一只手从内向外，从上向下，轻轻按摩孩子的腿部，然后握另一只脚进行按摩。最后，轻轻地揉一揉宝宝的腿部肌肉。

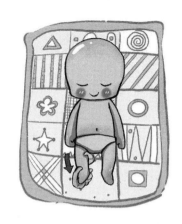

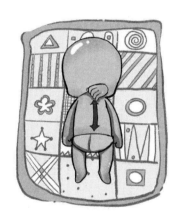

第四节：孩子俯卧，妈妈用手顺着孩子脊椎骨从头部往臀部按摩，然后再从下往上按摩。

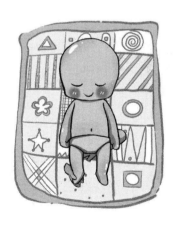

第五节：孩子仰卧，妈妈用两拇指按摩其脚背、脚踝周围。

四、预防骨骼畸形和骨折

宝宝的衣服要柔软宽松，床铺松软。

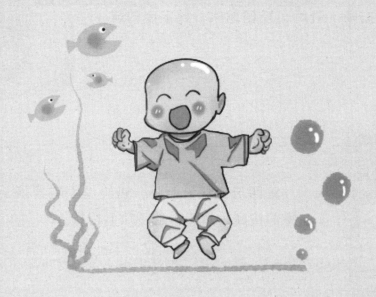

你家宝宝真可爱，白白嫩嫩的，几个月啦？

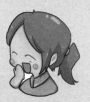

已经有2个多月了，我们照顾得好吧，基本上都不让宝宝晒太阳，出门都要做防晒措施，生怕宝宝长大后，像我一样皮肤黑。

不能不晒太阳，还是要出门溜溜娃，适当地接触阳光利于宝宝生长发育，可以有效预防佝偻病哦。

啊，佝偻病是什么病，以前怎么都没有听说过呢？

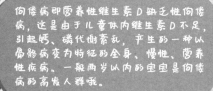

佝偻病即营养性维生素D缺乏性佝偻病，这是由于儿童体内维生素D不足，引起钙、磷代谢紊乱，产生的一种以骨骼病变为特征的全身、慢性、营养性疾病。一般两岁以内的宝宝是佝偻病的高发人群哦。

缺乏维生素D我们补充鱼肝油就好了，跟晒太阳有什么关系啊？

当然有关系，平时要经常地抱孩子出门晒晒太阳，是预防佝偻病最简单、最有效的措施呢。你听我慢慢给你讲，咱们来说说维生素D的主要来源吧。

人和动物皮肤中的7-脱氢胆固醇经日光中紫外线照射后可转化为胆骨化醇，即内源性维生素D₃。皮肤的光照合成是儿童维生素D的主要来源。

啊，那我家孩子很少抱出去晒太阳，会不会得佝偻病啊？

一般6个月以内的宝宝得了佝偻病的话，会出现一些早期症状，如容易激动，发脾气，睡不好，晚上哭闹，出汗多，枕秃等。你家孩子目前情况还好啦，没有佝偻病的症状，放心啦！

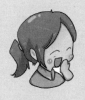

嗯嗯，那就好，这些症状我家宝宝都没有。请问宝宝得了佝偻病的话会有后遗症吗？

当然有啊，后遗症多见于2岁以后的儿童。因婴幼儿期严重的佝偻病，会留下不同程度的骨骼畸形，如O形腿、X形腿、鸡胸等。因此，我们一定要早做预防哦。

哎呀，这么严重啊，那肯定要提前预防，一旦有后遗症了，那就后悔莫及了。那我们该怎么做，才能防患于未然呢？

当然有预防的办法啦，预防工作要从妊娠期就要开始注意哦。

胎儿期的预防：

（1）当宝宝还在妈妈肚子里面的时候，孕妈妈就要经常到户外活动，多晒太阳。

（2）孕妈妈在饮食方面，应食用含有丰富的维生素D、钙、磷和蛋白质等营养物质。注意营养均衡，记得不要挑食哦。

（3）在妊娠期，如孕妈妈患有低钙血症或骨软化症应积极治疗。

（4）可于妊娠晚期补充维生素D，同时服用钙剂。

0~18 岁儿童的预防：

(1) 坚持户外活动，多晒太阳是预防维生素 D 缺乏及维生素 D 缺乏性佝偻病的简便、有效措施。平均每天户外活动时间应在 1~2 小时。6 个月以内小婴儿不建议阳光直接照射，以免发生皮肤损伤哦。

(2) 维生素 D 补充，宝宝出生后第 2 周开始每天补充维生素 D 400~800 IU，不同地区、不同季节可适当调整剂量。

高危人群补充：

早产儿、低出生体重儿、多胎儿出生后应立即补充维生素 D。

小贴士：婴儿晒太阳的最佳时间

孩子满月以后，即可常抱出户外晒太阳，时间以上午 9~10 点为宜，此时阳光中的红外线强，紫外线偏弱，可以促进新陈代谢；下午 4~5 点时紫外线中的 X 光束成分多，可以促进肠道对钙、磷的吸收，增强体质，促进骨骼正常钙化。

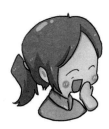

嗯，嗯，懂了，看来养小孩应该多向专业人士请教呢，谢谢您！

参 考 文 献

［1］崔焱，仰曙芬.儿科护理学[M].第 6 版.北京：人民卫生出版社，2017.

［2］中华医学会儿科学分会儿童保健学组，《中华儿科杂志》编辑委员会.儿童微量营养素缺乏防治建议[J].中华儿科杂志，2010，48(7):502-509.

［3］《中华儿科杂志》编辑委员会，中华医学会儿科学分会儿童保健学组，全国佝偻病防治科研协作组.维生素 D 缺乏性佝偻病防治建议[J].中华儿科杂志，2008，46(3):190-191.

［4］胡燕琪，盛晓阳.我国文献报道维生素 D 中毒病例诊断依据分析[J].中国儿童保健杂志，2011，19(4):373-376.

［5］吴光驰.维生素 D 缺乏离我们有多远[J].中国妇幼卫生杂志，2014，5(3):72-75.

［6］全国佝偻病防治科研协作组，中国优生科学协会小儿营养专业委员会.维生素 D 缺乏及维生素 D 缺乏性佝偻病防治建议[J].中国儿童保健杂志，2015，23(7):781-782.

［7］江载芳，申昆玲，沈颖.诸福棠实用儿科学[M].第 8 版.北京：人民卫生出版社，2015.

［8］吴坤.营养与食品卫生学[M].第 6 版.北京：人民卫生出版社，2007.

［9］梁爽，林素兰.儿科护理学[M].北京：北京大学出版社，2015.

［10］施诚仁，金先庆，李仲智.小儿外科学[M].第 4 版.北京：人民卫生出版社，2009.

［11］郑显兰，符州.新编儿科护理常规[M].北京：人民卫生出版社，2012.